Kanchan Singh

FORMULAÇÃO E AVALIAÇÃO DE COMPRIMIDOS FLUTUANTES DEATENOLOL

Kanchan Singh

FORMULAÇÃO E AVALIAÇÃO DE COMPRIMIDOS FLUTUANTES DEATENOLOL

ScienciaScripts

Imprint
Any brand names and product names mentioned in this book are subject to trademark, brand or patent protection and are trademarks or registered trademarks of their respective holders. The use of brand names, product names, common names, trade names, product descriptions etc. even without a particular marking in this work is in no way to be construed to mean that such names may be regarded as unrestricted in respect of trademark and brand protection legislation and could thus be used by anyone.

Cover image: www.ingimage.com

This book is a translation from the original published under ISBN 978-620-5-63245-1.

Publisher:
Sciencia Scripts
is a trademark of
Dodo Books Indian Ocean Ltd. and OmniScriptum S.R.L publishing group

120 High Road, East Finchley, London, N2 9ED, United Kingdom
Str. Armeneasca 28/1, office 1, Chisinau MD-2012, Republic of Moldova, Europe
Printed at: see last page
ISBN: 978-620-5-57635-9

FORMULAÇÃO E AVALIAÇÃO DE COMPRIMIDOS FLUTUANTES DE ATENOLOL

KANCHAN SINGH

LISTA DE ABREVIATURAS UTILIZADAS

FLT = Floating Lag Time

GRDDS = Gastro-retentive Drug Delivery System

GIT = Gastro-Intestinal Tract

GRT = Gastric Retention Time

HPMC = Hydroxypropylmethylcellulose

hr = Hour

mg = Milligram

min = Minute

mL = milliliter

n = Diffusion coefficient

nm = nanometer

rpm = Revolution per minute

C=Degree centigrade

CRDDS = Controlled release drug delivery system

TT = Transit time

TFT = Total Floating Time

USP = United States Pharmacopoeia

UV = Ultraviolet

mcg = microgram

FTIR = Fourier Transformed Infrared Spectroscopy

ÍNDICE

INTRODUÇÃO

A via oral representa actualmente a via mais predominante e preferível para a entrega de medicamentos. Ao contrário da maioria das formas de dosagem parenteral, permite uma fácil administração pelo paciente e é a via natural, e portanto uma forma altamente conveniente para a introdução de substâncias no corpo humano. Os sistemas de administração de fármacos por via oral progrediram da libertação imediata convencional para a administração específica do local durante um período de tempo. Cada paciente gostaria de ter sempre um sistema ideal de administração de fármacos com duas propriedades principais que são a dose única ou a dosagem menos frequente durante toda a duração do tratamento e a forma de dosagem deve libertar o fármaco activo directamente no local de acção.

SISTEMA CONVENCIONAL DE DISTRIBUIÇÃO DE MEDICAMENTOS

O fornecimento oral de medicamentos é a via de administração mais amplamente utilizada entre todas as vias que têm sido exploradas para o fornecimento sistémico de medicamentos através de produtos farmacêuticos de diferentes formas de dosagem. A forma de dosagem oral tem sobrevivido devido a

1. Relativamente simples e barato de fazer

2. Conveniente para o doente

3. A tecnologia é fácil de adaptar à evolução das necessidades da substância farmacêutica

4. Simplifica o processo de aprovação regulamentar

Os produtos farmacêuticos concebidos para o fornecimento oral são principalmente sistemas convencionais de fornecimento de medicamentos, concebidos para a libertação imediata de medicamentos para absorção rápida/imediata (Robinson JR Lee, 1987).

LIMITAÇÕES DO SISTEMA CONVENCIONAL DE DISTRIBUIÇÃO DE MEDICAMENTOS

1) Os medicamentos com meia-vida curta requerem administração frequente, o que aumenta as probabilidades de falhar a dose do medicamento, levando a uma adesão deficiente do paciente.

2) Obtém-se um perfil típico de tempo de concentração de plasma de pico que torna difícil a obtenção de uma condição de estado estável.

3) As flutuações inevitáveis na concentração do fármaco podem levar a sub medicação ou sobremedicação à medida que os valores de concentração em estado estável caem ou sobem para além da gama terapêutica.

3) Os níveis flutuantes de drogas podem levar à precipitação de efeitos adversos, especialmente de uma droga com pequeno índice terapêutico, sempre que ocorre uma overdose.

A fim de superar os inconvenientes dos sistemas convencionais de administração de medicamentos, vários avanços técnicos levaram ao desenvolvimento de um sistema controlado de administração de medicamentos que poderia revolucionar o método de administração de medicamentos e proporcionar uma série de benefícios terapêuticos (Chien, 1992).

SISTEMA DE ENTREGA CONTROLADA DE MEDICAMENTOS (CDDS)

Ao longo dos anos, à medida que as despesas e complicações envolvidas na comercialização de novas entidades farmacêuticas aumentaram com o reconhecimento concomitante das vantagens terapêuticas da administração controlada de fármacos, tem sido dada maior atenção ao desenvolvimento de formas de dosagem de libertação modificada. Foram desenvolvidos sistemas de libertação modificada para melhorar os perfis farmacocinéticos das substâncias farmacêuticas activas (APIs) e a conformidade dos pacientes, bem como para reduzir os efeitos secundários. Os sistemas de libertação modificada por via oral são mais comummente utilizados para

1) libertação retardada (por exemplo, através da utilização de um revestimento entérico);

2) libertação prolongada (por exemplo, libertação por ordem zero, primeira ordem, libertação bifásica, etc.);

3) libertação programada (por exemplo, pulsátil, activada, etc.) e

4) libertação específica do local ou temporizada (por exemplo, para a libertação de cólon ou retenção gástrica).

Sistemas de libertação prolongada, sustentada ou prolongada de fármacos são termos utilizados sinonimamente para descrever este grupo de dispositivos de libertação controlada de fármacos, com previsibilidade e reprodutibilidade na cinética de libertação de fármacos. As formas de dosagem de libertação retardada distinguem-se das acima mencionadas, uma vez que apresentam um tempo de atraso pronunciado antes de a droga ser libertada. As formas de dosagem de libertação prolongada oral oferecem a oportunidade de fornecer níveis de plasma de fármacos constantes ou quase constantes durante um período prolongado de tempo após a administração. O DDS de libertação prolongada inclui uma unidade, tais como comprimidos ou cápsulas, e formas de dosagem de múltiplas unidades, tais como mini comprimidos, pastilhas, grânulos ou grânulos, quer como dispositivos revestidos (reservatório) ou de matriz.

Libertação controlada

Sistemas de libertação controlada concebidos para manter os níveis de plasma na gama terapêutica e assim minimizar os efeitos de tais problemas. Além disso; os sistemas de libertação controlada reduzem a frequência de doseamento, melhorando assim a adesão do paciente e a eficácia terapêutica (Christopher et al., 2005)

Libertação sustentada

Os medicamentos que proporcionam libertação "prolongada" ou "sustentada" de drogas apareceram como uma das principais formas de dosagem. Muitos termos como libertação prolongada, acção prolongada, acção prolongada, libertação controlada, libertação prolongada, libertação temporizada, e acção prolongada têm sido utilizados para descrever tipos e características de produtos. Na sua maioria, estes termos são utilizados para descrever formas de dosagem administradas oralmente, enquanto que o termo taxa de administração controlada é aplicado a certos tipos de sistemas de administração de medicamentos em que a taxa de administração de medicamentos é controlada por características do dispositivo e não por condições fisiológicas ou ambientais como pH gastrointestinal ou tempo de trânsito de medicamentos através do tracto gastrointestinal (GIT).

Lançamento modificado

Este termo entrou em uso geral para descrever formas de dosagem com características de libertação de drogas baseadas no tempo, curso e/ou localização, concebidas para atingir objectivos terapêuticos ou de conveniência não oferecidos pelas formas convencionais ou de libertação imediata

Lançamento alargado

A forma de dosagem de libertação prolongada é aquela que permite uma redução na frequência de dosagem para aquela apresentada por uma forma de dosagem convencional

Libertação retardada

A forma de dosagem é concebida para libertar o medicamento da forma de dosagem num momento após a administração. O atraso pode ser baseado no tempo ou na influência das condições ambientais, como pH gastrointestinal.

JANELA DE ABSORÇÃO

Alguns fármacos apresentam absorção específica por região que pode estar relacionada com a solubilidade e estabilidade diferencial do fármaco em diferentes regiões do intestino em resultado de alterações no pH ambiental, degradação por enzimas presentes na luz do intestino ou interacção com componentes endógenos, tais como a bílis. Os mecanismos activos de transporte de fármacos envolvendo portadores e sistemas de bombas têm sido bem descritos. Compostos tais como inibidores da ECA e certos antibióticos exploram transportadores de peptídeos. A importância do metabolismo do P-450 na mucosa intestinal foi agora reconhecida. A forma iso P4503A4 (CYP3A4) é dominante no metabolismo da "parede intestinal" e diferentes níveis são encontrados em diferentes regiões do intestino. A absorção de drogas também pode ser limitada por mecanismos de efluxo, especialmente se os compostos forem de natureza lipófila. O transportador secreto P-glycoprotein localizado na superfície mucosa das células epiteliais é responsável pela biodisponibilidade baixa e variável de vários compostos (por exemplo -propranolol, felodipina) alguns fármacos podem ser substrato tanto para CYP3A4 como para P-glycoprotein (ciclosporina, itraconazol). Em teoria, deveria ser possível inibir os processos de efluxo e metabolismo através do uso de inibidores, mas tais agentes não são normalmente sem os seus próprios efeitos farmacológicos. O efeito inibidor do sumo de toranja para o CYP450 intestinal é um exemplo bem conhecido. Hoje em dia, é possível avaliar diferenças regionais na absorção de drogas intestinais através da realização de um estudo não invasivo de absorção de drogas humanas (HDA) utilizando uma cápsula de administração controlada à distância. A cintilografia gama é utilizada para visualização em tempo real da localização da cápsula e um sinal de radiofrequência é utilizado para activar a cápsula no local alvo. Por exemplo, a fim de determinar a biodisponibilidade e o perfil farmacocinético do faropenem daloxate (um pró-fármaco de antibiótico de largo espectro), este fármaco foi administrado sob a forma de partículas no intestino delgado proximal, intestino delgado distal ou cólon ascendente. Os perfis farmacocinéticos para entrega aos dois locais no intestino delgado eram semelhantes e comparáveis aos de um comprimido de referência. Observou-se também uma absorção significativa após a entrega ao cólon, mas a área sob a curva (AUC) e os valores máximos da concentração plasmática (Cmax) foram marcadamente reduzidos (Washington et al., 2001).

Conceito de janela de absorção

Diz-se que o fármaco que exibe absorção apenas de uma porção particular do tracto gastrointestinal ou que mostra diferença na absorção de várias regiões do tracto gastrointestinal tem variabilidade regional na absorção intestinal. Estes medicamentos mostram uma janela de absorção que significa as regiões do tracto gastrointestinal de onde a absorção ocorre principalmente. O fármaco libertado do CRDDS após a janela de absorção ter sido atravessada vai para o lixo sem que ocorra qualquer absorção ou que esta seja insignificante (Figura 1). Este fenómeno diminui drasticamente o fármaco disponível para absorção, após a libertação do fármaco a partir do CRDDS. Os CRDDS que possuem a capacidade de ser retidos no estômago são chamados GRDDS e podem ajudar a optimizar a libertação controlada por via oral de fármacos com janela de absorção, libertando continuamente o fármaco antes da janela de absorção, durante um período de tempo prolongado, assegurando assim uma biodisponibilidade óptima.

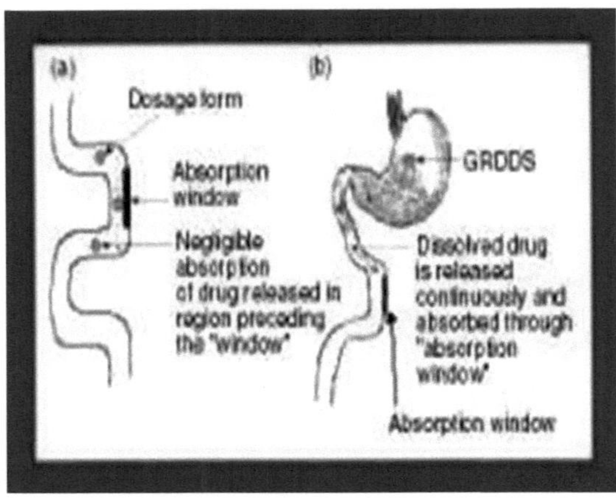

Figura1: a) Sistema convencional de entrega de medicamentos, b) GRDDS.

SISTEMA DE DISTRIBUIÇÃO DE MEDICAMENTOS GASTRO-RETENTORES

As formas de dosagem gastrintestinal são sistemas de distribuição de drogas que permanecem no estômago durante um longo período de tempo e permitem tanto o controlo espacial como temporal da libertação de drogas. Basicamente, o sistema gastro-retensivo retém no estômago durante várias horas e liberta continuamente a droga incorporada a uma taxa controlada em relação aos locais preferenciais de absorção no tracto intestinal superior. A retenção das formas de dosagem oral no GIT superior causa um tempo de contacto prolongado do fármaco com a mucosa gastrointestinal, levando a uma biodisponibilidade mais elevada e, consequentemente, a uma eficácia terapêutica, a intervalos de tempo reduzidos para a administração do fármaco, a uma dose potencialmente reduzida e, consequentemente, a uma melhor adesão do paciente. Por conseguinte, o DDS de libertação prolongada com propriedades de retenção gástrica pode ser potencialmente útil.

ANATOMIA E FISIOLOGIA DO TRACTO GI

Para compreender as considerações tomadas na concepção dos GRDF e para avaliar o seu desempenho, a anatomia e fisiologia relevantes do tracto gastrointestinal devem ser plenamente compreendidas. A estrutura básica do tracto gastrointestinal é apresentada na Fig 2.O GIT consiste num tubo muscular oco começando pela cavidade oral, onde entra o alimento, a boca, continuando através da faringe, esófago, estômago e intestinos até ao recto e ao ânus. As características anatómicas e fisiológicas do GIT humano são apresentadas no Quadro 1.

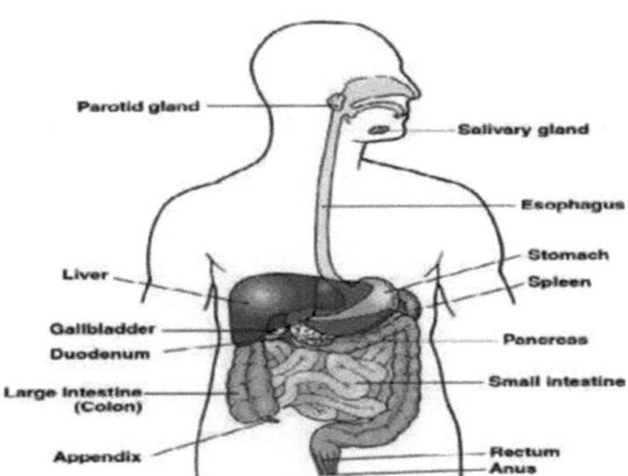

Figura 2: Estrutura do tracto gastrointestinal

Section	Average length (cm)	Diameter (cm)	Villi present*	Absorption mechanism	pH	Major constituents	Transit time of food (h)
Oral cavity	15–20	10	–	Passive diffusion, convective transport	5.2-6.8	Amylase, maltase, ptyalin, mucins	Short
Esophagus	25	2.5	–		5-6	–	Very short
Stomach	20	15	–	Passive diffusion, convective transport	1.2–3.5	Hydrochloric acid, pepsin, rennin, lipase, intrinsic factor	0.25–3.00
Duodenum	25	5	+	Passive diffusion, convective transport, active transport, facilitated transport, ion pair, pinocytosis	4.6-6.0	Bile, trypsin, chymotrypsin, amylase, maltase, lipase, nuclease, CYP3A4	1–2
Jejunum	300	5	++	Passive diffusion, convective transport, active transport, facilitated transport	6.3-7.3	Amylase, maltase, lactase, sucrase, CYP3A5	–
Ileum	300	2.5-5.0	++	Passive diffusion, convective transport, active transport, facilitated transport, ion pair, pinocytosis	7.5	Lipase, nuclease nucleotidase, enterokinase	1–10
Cecum	10–30	7	+	Passive diffusion, convective transport, active transport, pinocytosis	7.5–8.0	–	Short
Colon	150	5	–	Passive diffusion, convective transport	7.9-8.0	–	4-20
Rectum	15–19	2.5	–	Passive diffusion, convective transport, pinocytosis	7.5–8.0	–	Variable

Quadro 1: Características anatómicas e fisiológicas do estômago humano GI

O estômago está situado na parte superior esquerda da cavidade abdominal sob o diafragma, entre a extremidade inferior do esófago e o intestino delgado, e é a parte mais dilatada do GIT. A sua abertura para o duodeno é controlada pelo esfíncter pilórico. O estômago é dividido em três regiões anatómicas (Figura 4).

- Fundus
- Corpo e
- Pylorus (ou antro)

O estômago proximal consistia em fundo e corpo, que serve como reservatório para materiais ingeridos, enquanto que a região distal (piloro) é o principal local de mistura de movimentos, actuando como bomba para impulsionar o conteúdo gástrico para esvaziamento gástrico (Tortora et al., 1996; Wilson e Waugh, 1989).

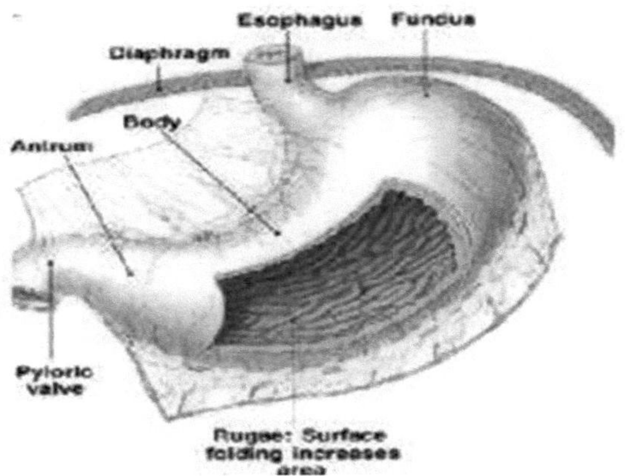

Figura 3: Ilustração esquemática da estrutura anatómica do estômago

Small Intestine

O intestino delgado é composto pelo duodeno, jejuno, e íleo. Tem em média cerca de 6m de comprimento. O duodeno é a secção proximal em forma de C que se curva em torno da cabeça do pâncreas. O duodeno tem uma função de mistura, pois combina e esvazia no ceco na junção íleo-caecal. O intestino delgado tem uma grande superfície, que é comparável à área de um campo de basquetebol, 463 m^2 . Esta é a principal razão porque é o local primário de absorção de água, iões, vitaminas e nutrientes tais como aminoácidos, gorduras e açúcares. Além disso, a digestão de gorduras, péptidos e açúcares ocorre neste segmento do tracto gastrointestinal. O pH do pequenointestino é de 6-7. O tempo de trânsito no intestino delgado de 361 h, é relativamente constante e não é afectado pelos alimentos.

Grande Intestino

O cólon tem algumas propriedades de absorção de água e iões. Certas drogas e especialmente moléculas de peptídeo também são absorvidas. Isto apesar da falta de vilosidades, o que leva a uma pequena área de superfície.

Esvaziamento gástrico

O tempo que uma forma de dosagem leva para atravessar o estômago é normalmente denominada "taxa de esvaziamento gástrico". O esvaziamento gástrico de produtos farmacêuticos é altamente variável e depende da forma de dosagem. O processo de esvaziamento gástrico ocorre durante o jejum, bem como nos estados de alimentação. No entanto, o padrão de motilidade é distinto nos 2 estados. No estado de jejum, é caracterizado por uma série inter-digestiva de eventos eléctricos que percorrem tanto o estômago como o intestino delgado a cada 2 a 3 horas. Esta actividade é chamada de ciclo eléctrico mio digestivo ou ciclo eléctrico migratório (MMC), que é ainda dividido em 4 fases consecutivas (Figura 4), como descrito por Wilson e Washington.

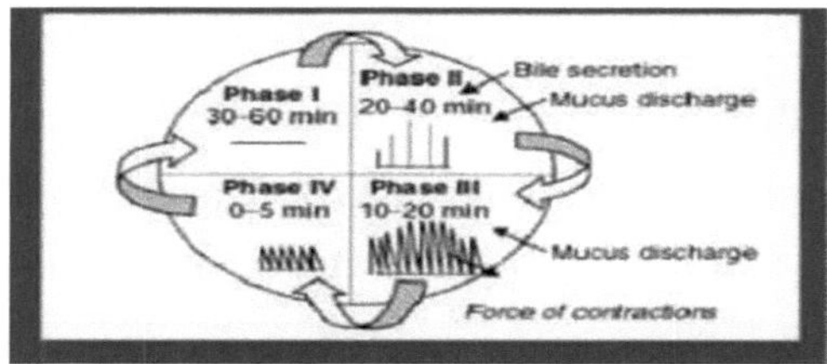

Figura 4: padrões de motilidade do GIT no estado de jejum

A Fase I (fase basal) dura de 40 a 60 minutos com contracções raras

A Fase II (fase pré-explosiva) dura de 40 a 60 minutos com potencial de acção intermitente e contracções. À medida que a fase avança, a intensidade e a frequência também aumentam gradualmente.

A Fase III (fase de rebentamento) dura 4 a 6 minutos. Inclui contracções intensas e regulares por um curto período. É devido a esta onda que todo o material não digerido é varrido do estômago para o intestino delgado. É também conhecida como a onda da governanta.

A fase IV dura de 0 a 5 minutos e ocorre entre as fases III e I de 2 ciclos consecutivos. A actividade motora no estado alimentar é induzida 5-10 minutos após a ingestão de uma refeição e persiste enquanto os alimentos permanecerem no estômago. Consiste em contracções regulares e frequentes. Estas contracções não são tão graves como as da terceira fase do padrão de motilidade acelerada. Os tempos de trânsito das formas de dosagem nos vários segmentos do tracto gastrointestinal estão listados no Quadro 2.

	Transit time (h)		
Dosage form	Stomach	Small intestine	Total
Tablets	2.7 ± 1.5	3.1 ± 0.4	5.8
Pellets	1.2 ± 1.3	3.4 ± 1.0	4.6
Capsules	0.8 ± 1.2	3.2 ± 0.8	4.0
Solution	0.3 ± 0.07	4.1 ± 0.5	4.4

Tabela 2: Tempos de trânsito de várias formas de dosagem através dos segmentos do GIT Ph gástrico

O pH gástrico é influenciado por muitos factores como dieta, doença, presença de gases ou ácidos gordos, e outros produtos de fermentação (Rubinstein, 1990), idade (Varis et al., 1979), condições patológicas, drogas, bem como variação intra e inter-subjectos. Esta variação no pH pode influenciar significativamente o desempenho de fármacos administrados oralmente. A radiotelemetria, um dispositivo não invasivo, tem sido utilizado com sucesso para medir o pH gastrointestinal em humanos. Tem sido relatado que o valor médio do pH gástrico em homens saudáveis em jejum é 1,7 ± 0,3 (Chung et al., 1986; Dressman et al., 1990; Russell et al., 1993), enquanto que o das mulheres foi relatado como sendo ligeiramente inferior. Por outro lado, no estado alimentado, o pH gástrico médio em homens saudáveis foi reportado como sendo entre 4,3 - 5,4 (Dressman et al., 1990), e o pH voltou ao nível basal em cerca de 2 horas. Cerca de 20% dos idosos apresentam uma diminuição (hipochlorohydria) ou nenhuma secreção de ácido gástrico (aclorohydria) levando a um valor de pH basal superior a 5,0 (Varis et al., 1979). Condições patológicas como a anemia perniciosa e a SIDA podem reduzir significativamente a secreção de ácido gástrico conduzindo a um pH gástrico elevado. Além disso, drogas como antagonistas dos receptores H2 e inibidores da bomba de protões reduzem significativamente a secreção de ácido gástrico. Assim, o pH gástrico é uma consideração importante na selecção de uma substância farmacêutica, excipientes, e portador de drogas para a concepção de sistemas de fornecimento intra-gástrico.

FACTORES QUE AFECTAM A RETENÇÃO GÁSTRICA DA FORMA DE DOSAGEM

Densidade: O tempo de retenção gástrico (GRT) é uma função da flutuação da forma de dosagem que depende da densidade de uma forma de dosagem que afecta a taxa de esvaziamento gástrico. Uma forma de dosagem flutuante deve ter uma densidade menor do que a dos fluidos gástricos flutuantes. Uma vez que está longe do esfíncter pilórico, a unidade de dosagem é retida no estômago por um período prolongado.

Tamanho: As unidades do formulário de dosagem com um diâmetro superior a 7,5 mm são relatadas como tendo um tempo de residência gástrico aumentado em comparação com as que têm um diâmetro de 9,9 mm. O tempo de retenção gástrico de uma forma de dosagem no estado de alimentação também pode ser influenciado pelo seu tamanho. Pequenos comprimidos são esvaziados do estômago durante a fase digestiva, enquanto grandes unidades .size são expulsas durante as ondas de manutenção da casa.

Forma da forma de dosagem: Diferentes formas (anel, tetraedro, folha de trevo, disco, cordel e pellet) apresentam diferentes tempos de retenção gástrica, devido ao seu tamanho e geometria dos sistemas, O tetraedro residiu no estômago durante períodos mais longos do que outros dispositivos de tamanho semelhante; do mesmo modo, foi observada uma retenção gástrica prolongada com anéis rígidos.O tetraedro e os dispositivos em forma de anel com um módulo de flexão de 48 e 22,5 kilo libras por polegada quadrada (KSI) têm um melhor tempo de retenção gástrica em comparação com outras formas e tinham sido relatados como tendo melhor TAB 90% a 100% de retenção às 24 horas, em comparação com outras formas.

Formulação de unidade única ou múltipla: As formulações de unidades múltiplas mostram um perfil de libertação mais previsível e uma diminuição insignificante do desempenho devido a falhas de unidades, permitem a co-administração de unidades com perfis de libertação diferentes ou contendo substâncias incompatíveis e permitem uma maior margem de segurança contra falhas de formas de dosagem em comparação com as formas de dosagem de uma unidade.

Estado federado ou não federado: Em condições de jejum, a motilidade da IG é caracterizada por períodos de forte actividade motora ou pelo complexo mioeléctrico migratório (MMC) que ocorre a cada 1,5 a 2 horas. O MMC varre material não digerido do estômago e, se o tempo de administração da formulação coincidir com o do MMC, pode esperar-se que o GRT da unidade seja muito curto. No entanto, no estado alimentado, a MMC é atrasada e a GRT é consideravelmente mais longa. Concluiu-se que como as refeições eram dadas no momento em que a fase digestiva anterior não tinha terminado, a forma flutuante flutuante no estômago podia manter a sua posição para outra fase digestiva, uma vez que era transportada pelas ondas peristálticas na parte superior do estômago.

Natureza da refeição: A alimentação com polímeros indigestíveis ou sais de ácidos gordos pode alterar o padrão de motilidade do estômago para um estado de alimentação, diminuindo assim a taxa de esvaziamento gástrico e prolongando a libertação de drogas. (Timmermans et al, 1994)

Conteúdo calórico: O GRT pode ser aumentado em 4 a 10 horas com uma refeição rica em proteínas e gorduras. (Marvola et al., 1989). Frequência das rações: A TAB pode aumentar em mais de 400 minutos, quando são dadas refeições sucessivas em comparação com uma única refeição, devido à baixa frequência da MMC.

Género: A TAB média em ambulatório nos machos (3,4 ± 0,6 horas) é menor em comparação com a idade e raça das fêmeas correspondentes (4,6 ± 1,2 horas), independentemente do peso, altura e superfície corporal.

Idade: As pessoas idosas, especialmente as com mais de 70 anos, têm uma TAB significativamente maior.

Postura: A GRT pode variar entre os estados supino e vertical de ambulatório do paciente. **Administração de medicamentos concomitante:** Anti-colinérgicos como atropina e Propantelina, opiáceos como codeína e agentes pró-cinéticos como Metoclopramida e Cisapride (Mojave Ian et al., 1988).

Factores biológicos: A diabetes e a doença de Crohn podem afectar o tempo de retenção gástrica.

CANDIDATOS A MEDICAMENTOS PARA RETENÇÃO GÁSTRICA

Os DDSs gastrintestinais que exibem libertação controlada de drogas são significativamente importantes para drogas que são: Actuação local no estômago (por exemplo, antibióticos contra Helicobacter Pylori, antiácidos e Misoprostol) (Burton et al., 1995; Fabregas et al., 1994; Oth et al., 1992; Whitehead et al., 2000; Whitehead et al., 1996). Absorvida incompletamente devido a uma janela relativamente estreita de absorção no GIT, como a ciclosporina, Ciprofloxacina, Furosemida, L-DOPA, ácido P-aminobenzóico e Riboflavina. (Hoffman et al., 2004; Ichikawa et al., 1991a; Klausner et al., 2003d; Levy e Jusko, 1966; Rouge et al., 1996). Instável no ambiente intestinal ou cólon, como Captopril apresentam baixa solubilidade a valores elevados de pH, como Verapamil HCl, Diazepam e Clordiazepoxide (Elkheshen et al., 2004; Soppimath et al., 2001). Em geral, o grupo de medicamentos, que beneficia de uma aplicação oral utilizando um DDS gastro-retensivo, inclui analgésicos, antibióticos, tranquilizantes, diuréticos, antidepressivos, vitaminas, hormonas, antiácidos e medicamentos anti Parkinson (Hoichman et al., 2004). O DDS gastro-retensivo, por outro lado, não é adequado para medicamentos que possam causar lesões gástricas, por exemplo, agentes anti-inflamatórios não esteróides e substâncias medicamentosas instáveis no ambiente fortemente ácido do estômago. Além disso, os sistemas gastro retentivos não oferecem vantagens significativas sobre as formas convencionais de dosagem de fármacos, que são absorvidos em todo o tracto gastrointestinal (Talukder e Fassihi, 2004). Reconhece-se, contudo, que existem muitos constrangimentos fisiológicos que podem limitar o desenvolvimento de tais sistemas de administração.

ABORDAGENS À RETENÇÃO GÁSTRICA

Foram seguidas várias abordagens para aumentar a retenção das formas de dosagem oral no estômago. As abordagens mais comuns utilizadas para aumentar o tempo de residência gástrica das formas de dosagem farmacêutica incluem Sistemas flutuantes Inchaço e sistemas de expansão Sistemas bio-adesivos Desdobramento e sistemas de formas modificadas Sistemas de alta densidade Outros.

SISTEMAS FLUTUANTES

Os sistemas flutuantes de distribuição de medicamentos (FDDS) têm uma densidade aparente inferior aos fluidos gástricos e, portanto, permanecem flutuantes no estômago sem afectar a taxa de esvaziamento gástrico durante um período de tempo prolongado. Enquanto o sistema flutua sobre o conteúdo gástrico (mecanismo dado na Figura 5), o fármaco é libertado lentamente à taxa desejada do sistema. Após a libertação da droga, o sistema residual é esvaziado do estômago. Isto resulta num aumento da GRT e num melhor controlo das flutuações na concentração do fármaco no plasma. No entanto, para além de um conteúdo gástrico mínimo necessário para permitir a realização adequada do princípio de retenção de flutuação, é também necessário um nível mínimo de força flutuante (F) para manter a forma de dosagem flutuante de forma fiável na superfície da refeição.a maioria dos sistemas flutuantes relatados na literatura são sistemas de unidade única, tais como HBS e comprimidos flutuantes. Os sistemas não são fiáveis e irreproduzíveis no prolongamento do tempo de residência no estômago quando administrados oralmente devido ao seu processo de esvaziamento total ou nada (Kawashima et al., 1991). Por outro lado, as formas de dosagem de múltiplas unidades, como a microsfera oca (micro-balões), grânulos, pó, e pellets, são mais adequadas, uma vez que se afirma que reduzem a variabilidade inter e intra-subjectos na absorção e reduzem a probabilidade de dumping de dose (Rouge et al., 1997).Tipos de sistemas flutuantes de entrega de medicamentos (FDDS) As propriedades flutuantes baseadas no mecanismo de flutuação são divididas em:

1. Sistemas não efervescentes com baixa densidade inerente ou baixa densidade devido ao inchaço; e

2. Sistemas efervescentes com baixa densidade devido à geração e aprisionamento de gás.

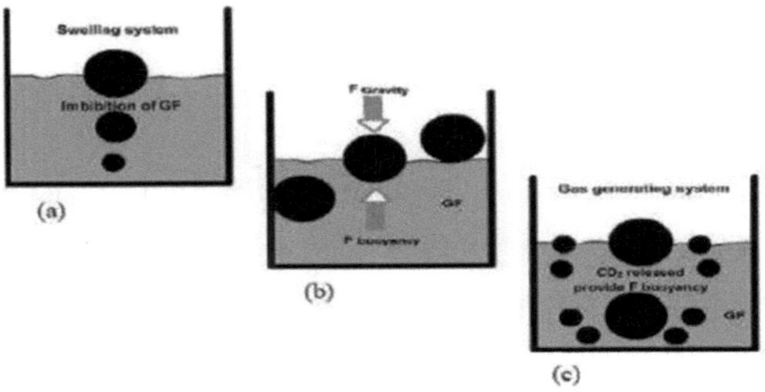

Figura 5: Mecanismo do sistema flutuante

Sistemas não efervescentes

▸ **Equilibrado dinamicamente**

Dissolve-se rapidamente no fluido gástrico, e a hidratação e inchaço dos polímeros de superfície produz uma massa flutuante. A libertação de drogas é controlada pela formação de um limite hidratado na superfície (Dubernet et al., 2004). A erosão contínua da superfície permite a penetração de água nas camadas internas, mantendo a hidratação e a flutuabilidade da superfície (Reddy et al., 2002) (Figura 6)

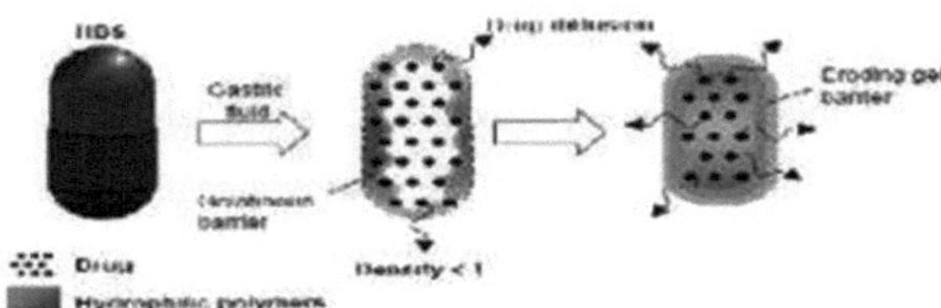

Figura 6: Sistema hidroequilibrado dinamicamente Sistemas hidroequilibrados dinamicamente (HBS)

São concebidos para prolongar a permanência da forma de dosagem no tracto gastro intestinal e ajudar a melhorar a absorção. Tais sistemas são mais adequados para drogas com melhor solubilidade em ambiente ácido e também para drogas com local específico de absorção na parte superior do intestino delgado. Para permanecer no estômago durante um período de tempo prolongado, a forma de dosagem deve ter uma densidade aparente inferior a 1. Deve permanecer no estômago, manter a sua integridade estrutural, e libertar constantemente o fármaco da forma de dosagem. O sucesso da cápsula de HBS como melhor sistema é melhor exemplificado com clordiazeopóxido de cloridrato. A droga é um exemplo clássico de um problema de solubilidade em que apresenta uma diferença de solubilidade de 4000 vezes, passando de pH 3 para 6 (a solubilidade do cloridrato de clordiazepóxido é de 150 mg/mL e é de ~0,1 mg/mL a pH neutro).

Contas de Alginato

Foram desenvolvidas formas de dosagem flutuantes multiunidades a partir de alginato de cálcio liofilizado. Podem ser preparadas contas esféricas de aproximadamente 2,5 mm de diâmetro, deixando cair a solução de alginato de sódio em solução aquosa de cloreto de cálcio, provocando a precipitação do alginato de cálcio. As esferas são então separadas, congeladas em azoto líquido, e liofilizadas a -40°C durante 24 horas, levando à formação de um sistema poroso, que pode manter uma força flutuante durante mais de 12 horas. Estes grânulos flutuantes deram um tempo de residência prolongado de mais de 5,5 horas. (Katayama et al., 1999).

Microesferas ocas / Microbalões:

Microesferas ocas carregadas com droga na sua prateleira exterior de polímero foram preparadas por um novo método de difusão de solvente de emulsão.

A solução de etanol/diclorometano da droga e um polímero acrílico entérico foi vertida numa solução agitada de Poli Álcool Vinílico (PVA) que foi controlada termicamente a 40ºC. A fase gasosa é gerada na gotícula dispersa do polímero pela evaporação do diclorometano. O microbalão flutuou continuamente sobre a superfície de um meio ácido de dissolução contendo tensioactivo durante mais de 12 h in vitro (Kawashima, 1992). Micro partículas flutuantes baseadas em pó de espuma de baixa densidade foram propostas e o seu desempenho investigado in vitro (Streubel et al., 2002). As micropartículas flutuantes foram preparadas com um método de extracção/evaporação com solvente em água e foram compostas de pó de espuma de polipropileno; verapamil HCl como droga modelo; e um polímero de libertação controlada, Eudragit® RS, EC ou polimetil metacrilato (PMMA). As micro partículas eram de forma irregular e altamente porosas. Foi observado um bom comportamento flutuante in vitro. O aumento da libertação de fármacos foi proporcional à carga do fármaco e inversamente proporcional à quantidade de polímero e ao

Sistemas efervescentes (Sistemas geradores de gás):

Esta abordagem proporciona sistemas flutuantes de fornecimento de medicamentos com base na formação de gás CO_2 . Utiliza componentes efervescentes tais como bicarbonato de sódio ($NaHCO_3$) ou carbonato de sódio, e adicionalmente ácido cítrico ou tartárico (Rubinstein e Friend, 1994). Alternativamente, podem ser utilizadas matrizes contendo câmaras de líquidos que se transformam em gás à temperatura corporal. Em contacto com o ambiente ácido, um gás é libertado, o que produz um movimento ascendente da forma de dosagem e mantém a sua flutuabilidade. Uma diminuição da gravidade específica faz com que a forma de dosagem flutue sobre o conteúdo gástrico. Estes sistemas flutuantes utilizam matrizes preparadas com polímeros incháveis tais como metocel, polissacarídeos (por exemplo, quitosano), e componentes efervescentes, (por exemplo, bicarbonato de sódio, ácido cítrico ou ácido tartárico). Outras abordagens e materiais que têm sido relatados são uma mistura de alginato de sódio e bicarbonato de sódio, pílulas flutuantes de múltiplas unidades que geram dióxido de carbono quando ingeridas, mini cápsulas flutuantes com um núcleo de bicarbonato de sódio, lactose e polivinilpirrolidona revestida com hidroxil propil metilcelulose (HPMC), e sistemas flutuantes baseados na tecnologia de resina de permuta iónica, etc. (Rubinstein A et al., 1994; Stockwell AF et al., 1986). Ichikawa et al. desenvolveram um novo tipo múltiplo de sistema de dosagem flutuante composto por camadas efervescentes e camadas de membranas incháveis revestidas em comprimidos de libertação prolongada. A camada interna de agentes efervescentes contendo bicarbonato de sódio e ácido tartárico foi dividida em 2 subcamadas para evitar o contacto directo entre os 2 agentes. Estas subcamadas foram rodeadas por uma membrana polimérica inchável contendo acetato de polivinil e shellac purificado. Quando este sistema foi imerso no tampão a 37°C, assentou e a solução penetrou na efervescência entre os 2 agentes efervescentes, produzindo comprimidos inchados (como balões) com uma densidade inferior a g/ml. Verificou-se que o sistema tinha uma boa capacidade de flutuação, independente do pH e viscosidade e da droga libertada de uma forma sustentada.

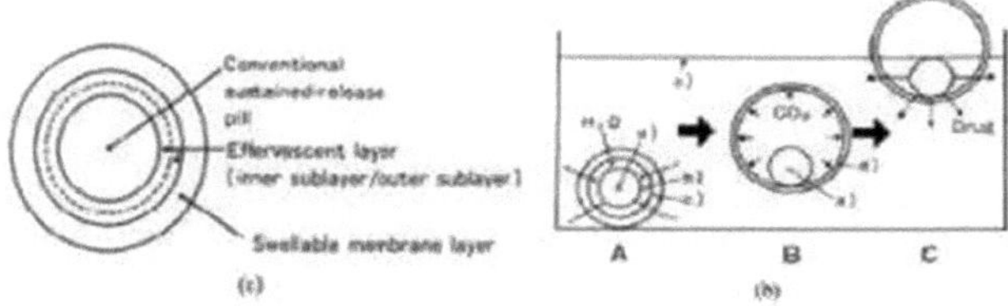

Figura 7. a) Um sistema de dosagem flutuante oral multiunidades. (b) Fases do mecanismo flutuante: (A)penetração de água; (B) geração de CO2 e flutuante;(C) Dissolução de droga

Quadro 3: Lista de medicamentos preparados como FDDS

S.N O	FORMAS DE DOSAGEM	DRUGS
1	Microsferas	Cloridrato de metformina, cetoprofeno, Aspirina, Verapamil, Grisiofulvin, P-nitroanilina, Ibuprofeno.
2	Granulado	Diclofenaco de sódio, Indometacina, Prednisolona
3	Filmes	Cinnarizine
4	Pós	Vários medicamentos básicos
5	Cápsulas	Clordiazepoxide HCl, Diazepam, Furosemide, L-Dopa e Benserazide, Misoprostol, Propranolol.
6	Comprimidos/Pílula s	Cloridrato de Fenitoína,5 fluorouracil, Furosemida, Ciprofloaxacina, Pentoxyfillin, Atenolol.

Quadro 4: Lista de medicamentos que são comercializados como FDDS

Nome de marca	Droga	Importância clínica	Forma de dosagem
Cytotec®	Misoprostal	Úlcera gástrica	Cápsula
Madopar®.	Levodopa Benserazide	Parkinsonismo	Cápsula
Valrelease®	Diazepam	Sedativo -hypnotic	Cápsula
Conviron	Sulfato ferroso	Anemia perniciosa	Cápsula
Gavison® Líquido	Al. hidróxido de sódio, Mg. carbonato	Queimadura do coração	Alginato líquido preparação
Topalkan	Al-Mg antiácido	Antacid	Alginato líquido preparação
Cifran OD®	Ciprofloxacin	Urinarytract infecção	Tablet
Oflin	Ofloxacin	Genital	Tablet
OD®		Urinário,	
Ofloxaci		respiratória,	
n		Gastrointestin	
		al	
		infecção	
Prolopa® Prolopa	Propranolol	Hipertensão arterial	Tablet
HaloTM	Propranolol	Hipertensão arterial	Tablet

Sistemas de formação de jangadas

Aqui, uma solução formadora de gel (por exemplo, solução de alginato de sódio contendo carbonatos ou bicarbonatos) incha e forma um gel coesivo viscoso contendo bolhas de CO_2 aprisionadas (Figura 8) em contacto com o fluido gástrico. As formulações também contêm tipicamente antiácidos tais como hidróxido de alumínio ou carbonato de cálcio para reduzir a acidez gástrica. Como os sistemas de formação de jangadas produzem uma camada no topo dos fluidos gástricos, são frequentemente utilizados para o tratamento do refluxo gastro-esofágico.

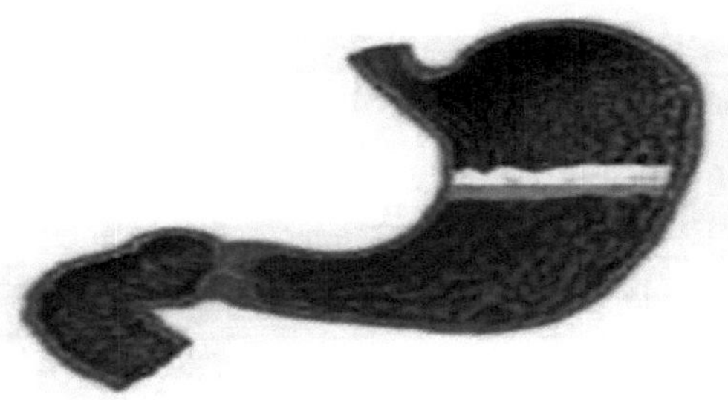

Figura 8: Ilustração esquemática da barreira formada por um sistema de formação de jangadas Sistemas de baixa densidade

Sistemas de inchamento e expansão

Uma forma de dosagem no estômago suportará o trânsito gástrico se for maior do que o esfíncter pilórico (Caldwell et al., 1988). Contudo, a forma de dosagem deve ser suficientemente pequena para ser ingerida, e não deve causar obstrução gástrica, nem individualmente nem por acumulação. Assim, são necessárias três configurações, uma pequena configuração para ingestão oral, uma forma gastroretentiva expandida e uma forma final pequena que permita a evacuação após a libertação do medicamento. A expansão deste tipo de DDS deve-se geralmente à presença de formadores específicos de hidrogel, que após a ingestão; aumentam drasticamente de tamanho após contacto com meios aquosos. Este aumento de tamanho impede a sua saída do estômago através do piloro. Como resultado, a forma de dosagem é mantida no estômago durante um longo período de tempo. Estes sistemas podem ser referidos como os "sistemas tipo plug", uma vez que apresentam uma tendência a permanecer alojados no pilócito. Caldwell et al., 1988 propuseram diferentes formas geométricas (tetraedro, anel ou membrana planar (4 lóbulos, disco ou forma transversal de 4 lóbulos) de polímero biodegradável comprimido dentro de uma cápsula.

Sistemas Bioadhesivos

Esta abordagem é utilizada para localizar um dispositivo de entrega dentro do lúmen e da cavidade do corpo para melhorar o processo de absorção de drogas de uma forma específica do local (Itoh et al., 1986). Um bioadhesivo pode ser definido como uma substância com capacidade de interagir com materiais biológicos e é capaz de ser retido no substrato biológico durante um período de tempo. A bioadhesion ocorre sempre na presença de água (Andrews et al., 2009; Park e Robinson, 1985). Envolve a utilização de polímeros bio-adesivos que podem aderir à superfície epitelial do GIT. Estes são geralmente substâncias macromoleculares, gelificantes hidrofílicas com numerosos grupos formadores de ligações de hidrogénio, tais como grupos carboxil, hidroxil, amida e sulfato (por exemplo, ácidos poliacrílicos reticulados, carboximetilcelulose de sódio (CMC), alginato de sódio e carragenina). Foi estudado um amplo espectro de polímeros pelas suas propriedades bio-adesivas. Concluiu-se que os polímeros aniónicos têm melhor capacidade de ligação do que os neutros ou catiónicos (Lehr, 1994; Pardeep K. Gupta et al., 1990). O mecanismo proposto de bioadhesion é a formação de hidrogénio - e ligação electrostática na fronteira muco-polímero (Pardeep K. Gupta et al., 1990), embora ainda não seja claro. A hidratação rápida em contacto com a superfície muco-epitelial parece favorecer a aderência.

Sistemas de Desdobramento e Modificação de Forma

Trata-se de formas geométricas não desintegradoras moldadas a partir de elastómeros silásticos ou extrudidas a partir de misturas de polietileno, que prolongam o tempo de residência gástrica em função do tamanho, forma e módulo de flexão do dispositivo de administração de medicamentos (Caldwell, 1988a, 1988c; Cargill et al., 1988). Foram investigados dispositivos com diferentes formas geométricas, tais como vara sólida contínua, tetraedro, anel, folha de trevo, disco aplainador, corda e granulado/esfera (Caldwell, 1988c, 1988a, 1988b). Estes sistemas consistem em pelo menos um polímero erodível (por exemplo, Eudragit® E, hidroxi propil celulose (HPC)), um polímero não erodível (por exemplo, poliamidas, poliolefinas, poliuretanos), e uma droga dispersa dentro da matriz do polímero. As formas de trevo, disco, cordel e pellets foram moldadas a partir de elastómero silástico, enquanto as formas de tetraedro e de anel rígido foram fabricadas a partir de misturas de polietileno de baixa densidade e etileno: copolímero de acetato de vinilo. Os dispositivos são compressíveis a um tamanho adequado para engolir dentro de uma cápsula, e são auto-expansíveis a um tamanho, o que impede a sua passagem através do piloro. Além disso, são suficientemente resistentes às forças do estômago para impedir a passagem rápida através do piloro durante um período de tempo pré-determinado, e erodem nos estudos in vivo em cães beagle foram realizados para estudar as características físicas dos sistemas, tais como tamanho, forma e flexibilidade no esvaziamento gástrico (Cargill et al., 1988), após terem sido dobrados e colocados numa cápsula de gelatina. Os dispositivos em forma de tetraedro permaneceram no estômago durante períodos de tempo mais longos do que as outras formas, enquanto que as cordas e os pellets foram eliminados bastante rapidamente. Outras formas, que podem ser embaladas em cápsulas de gelatina e aumentar de tamanho após o desdobramento, incluem sistemas em forma de Y e dispositivos em forma de folha.

Sistemas de Alta Densidade

A sedimentação tem sido utilizada como mecanismo de retenção de pellets que são suficientemente pequenos para serem retidos nas rugas ou dobras do corpo do estômago perto da região pilórica, que é a parte do órgão com a posição mais baixa numa postura erecta. Os pellets densos (aproximadamente 3g/cm-3) presos nas rugas também tendem a suportar os movimentos peristálticos da parede do estômago. Com pellets, o tempo de trânsito GI pode ser prolongado de uma média de 5,8-25 horas, dependendo mais da densidade do que do diâmetro dos pellets. Os excipientes normalmente utilizados são sulfato de bário, óxido de zinco, dióxido de titânio e pó IRO, etc. Estes materiais aumentam a densidade em até 1,5-2,4g/cm-3.

Sistemas magnéticos

Este sistema é baseado numa ideia simples: A forma de dosagem contém um pequeno íman interno e um íman colocado no abdómen sobre a posição do estômago. Ito et al., 1990 utilizaram esta técnica nos coelhos com grânulos bioaderentes contendo ferrite ultra fina (γ-Fe2O3). Isto guiou-os até ao esófago com um íman externo (~1700 G) durante os 2 min iniciais e quase todos os grânulos foram retidos na região após 2 horas.

Vantagens do Sistema de Entrega de Drogas Gastroretentivas

O fornecimento de medicamentos flutuantes oferece várias aplicações para medicamentos com fraca biodisponibilidade devido à estreita janela de absorção na parte superior do tracto gastrointestinal. Mantém as formas de dosagem no local de absorção e melhora assim a Biodisponibilidade. Estas estão resumidas da seguinte forma

Entrega sustentada de medicamentos

A absorção sustentada de fármacos a partir da forma de libertação controlada oral é frequentemente limitada devido ao curto tempo de retenção gástrica. No entanto, o GFDDS permanece no estômago durante várias horas até ao seu aumento de GRT. Tem sido sugerido que devido à sua baixa densidade do que ao seu conteúdo gástrico e tamanho relativamente grande, não passam através do piloro que tem uma abertura de aproximadamente 0,9-1,9cm. Tem-se observado que a maior parte das reabsorções de drogas no cólon em vez do estômago em caso de cápsula de libertação modificada. No entanto, o prolongamento na GRT pode sustentar o comportamento de libertação da droga.

Entrega de medicamentos em locais específicos

Os medicamentos com locais de absorção no intestino delgado superior como furosemida e riboflavina são tipicamente formulados nas formas de dosagem flutuante. Tem sido relatado que a absorção de furosemida ocorre principalmente através do estômago seguido de duodeno. Estas características da furosemida levaram os cientistas a desenvolver um sistema flutuante monolítico, que poderia prolongar a TAB e assim aumentar a Biodisponibilidade. O GFDDS serve como um excelente sistema de distribuição de medicamentos para a erradicação da Helicobacter pylori, que causa gastrite crónica e úlceras pépticas. O tratamento requer a manutenção de elevadas concentrações de medicamentos no local de infecção que se encontra dentro da mucosa gástrica. Em virtude da sua capacidade flutuante, estas formas de dosagem podem ser mantidas na região gástrica por um período prolongado, para que o fármaco possa ser visado.

Absorção ou Biodisponibilidade

Melhoramento Os medicamentos que têm uma biodisponibilidade deficiente devido à absorção específica do local a partir da parte superior do tracto gastrointestinal são candidatos potenciais a serem formulados como sistemas flutuantes de administração de medicamentos, maximizando assim a sua absorção. Um aumento significativo na Biodisponibilidade de formas de dosagem flutuantes poderia ser alcançado.

Menos Doses

Criação de formulações uma vez por dia para uma melhor adesão dos pacientes.

Melhoria dos níveis de plasma:

Ambos aumentam os níveis de concentração de plasma e fornecem um perfil de libertação mais linear.

Melhor biodisponibilidade: Fornece o fármaco no tracto gastrointestinal superior para uma absorção óptima

Menos Irritação: A matriz polimérica actua como um tampão entre os cristais duros de drogas e o revestimento do estômago

Menos efeitos secundários: Mantém os medicamentos fora do tracto gastrointestinal inferior que podem ser prejudiciais à flora intestinal. Picos de concentração mais baixos podem também reduzir os efeitos farmacológicos adversos.

Ingredientes inactivos de baixo risco: Os comprimidos são compostos por polímeros bem compreendidos da lista de ingredientes inactivos da FDA.s Isto mantém os riscos regulamentares e os obstáculos da formulação a um mínimo absoluto.

Facilidade de fabrico: Os comprimidos são feitos em equipamento padrão de mesa de alta velocidade. Não é necessária nenhuma ferramenta ou engenharia especial. O equipamento permite uma alta qualidade, consistente, rápida expansão e transferência de tecnologia para os nossos parceiros de desenvolvimento e comercialização.

Baixo custo: Os ingredientes utilizados nestes sistemas são artigos de base, produzidos em quantidades extremamente grandes e a muito baixo custo.

Desvantagens do Sistema de Distribuição de Drogas Gastroretentivas

1. Existem certas situações em que a retenção gástrica não é desejável. Sabe-se que a aspirina e os anti-inflamatórios não esteróides causam lesões gástricas e que a libertação lenta desses medicamentos no estômago é indesejada.

2. Assim, as drogas que possam irritar o revestimento do estômago ou que sejam instáveis no seu ambiente ácido não devem ser formuladas em sistemas gastroretentivos.

3. Além disso, outros medicamentos, tais como o dinitrato de isosorbida, que são igualmente bem absorvidos em todo o tracto gastrointestinal, não beneficiarão da incorporação num sistema de retenção gástrica (Hou et al., 2003).

4. A retenção gástrica é influenciada por muitos factores como a motilidade gástrica, o pH e a presença de alimentos. Estes factores nunca são constantes e, portanto, a flutuabilidade não pode ser prevista com exactidão ou precisão

5. O esvaziamento gástrico de formas flutuantes em sujeitos supino pode ocorrer ao acaso e tornar-se altamente dependente do diâmetro. Portanto, os pacientes não devem ser dosificados com formas flutuantes imediatamente antes de se deitarem.

6. Alta variabilidade no tempo de esvaziamento gástrico devido a variações no processo de esvaziamento.

7. Biodisponibilidade imprevisível.

LIMITAÇÕES

1. A maior desvantagem dos sistemas flutuantes é a exigência de um nível suficientemente elevado de fluidos no estômago para o fornecimento do medicamento, ou seja, até 400ml de fluidos gástricos devem estar presentes para uma flutuação óptima. No entanto, esta limitação pode ser ultrapassada através do revestimento da forma de dosagem com polímeros bioadesivos, que aderem facilmente ao revestimento mucoso do estômago e retêm. A forma de dosagem pode ser administrada com um copo cheio de água (200- 250 ml) para fornecer o fluido inicial para a flutuabilidade.

2. O sistema flutuante não é viável para aqueles medicamentos que têm problemas de solubilidade em fluidos gástricos.

3. Os medicamentos que não são estáveis em pH gástrico não são candidatos adequados para serem formulados como GRDDS.

4. Os medicamentos que irritam a mucosa não são candidatos adequados e devem ser evitados para serem formulados como GRDDS.

5. Os medicamentos, que têm múltiplos locais de absorção no tracto gastrointestinal e são absorvidos em todo o tracto gastrointestinal, que sob metabolismo significativo de primeira passagem, não são candidatos desejáveis.

6. Alguns fármacos presentes no sistema flutuante causam irritação na mucosa gástrica.

7. As cápsulas ou comprimidos flutuantes de unidade única estão associados a um conceito de tudo ou nada, mas isto pode ser ultrapassado através da formulação de sistemas de unidades múltiplas como microesferas ou microbalões flutuantes. **Avaliação de GRDDS**

Qualquer medicamento deve ser avaliado para assegurar as suas características de desempenho e para controlar a qualidade lote a lote. Para além dos testes de rotina para o aspecto geral, dureza, friabilidade, teor de fármacos, variação de peso, uniformidade de conteúdo, tempo de desintegração e libertação de fármacos, o desempenho gastro-retentor do GRDDS deve ser avaliado.

SISTEMAS DE FLUTUAÇÃO/tempo de flutuação/bóias de flutuação:

O teste de flutuabilidade é geralmente determinado em 900 mL de simulador gástrico (HCl/NaCl com 0,02% Tween 80, pH 1,2) ou fluidos intestinais KH2PO4/NaOH com 0,02% Tween 80, pH 7,4) mantido a 37^0 C utilizando o aparelho de dissolução USP. Estes fluidos simulam a tensão superficial do suco gástrico humano (35-50 N/m2). A quantidade de tempo que a forma de dosagem flutua é denominada de tempo de flutuação. No caso de micropartículas flutuantes, é possível determinar o número de partículas flutuantes e o tempo durante o qual estas permanecem flutuantes na solução de teste. O processo de flutuação depende do equilíbrio entre o peso e o volume da forma de dosagem. Um aumento da força de flutuação causado pelo aumento do volume provoca um aumento de peso resultante e leva à flutuação da forma de dosagem. Gravidade específica: A gravidade específica dos sistemas flutuantes pode ser determinada pelo método de deslocamento, utilizando o benzeno como meio de deslocamento

Bio/Mucoadhesion Systems Força Bioadhesiva:

A resistência bioadhesiva de um polímero pode ser determinada medindo a força necessária para separar a amostra de polímero colada entre as camadas de uma membrana artificial (por exemplo, celofane) ou biológica (por exemplo, tecido do estômago de coelho). Esta força pode ser medida utilizando uma balança de precisão modificada ou um analisador automático de textura.

Sistemas de inchaço

Ganho de peso e captação de água (WU): O comportamento de inchaço de uma unidade de dosagem pode ser medido através do estudo do seu ganho de peso ou WU. O estudo é feito submergindo a forma de dosagem em fluido gástrico simulado a 370C e determinando estes factores a intervalos regulares. As alterações dimensionais podem ser medidas em termos do aumento do diâmetro e/ou espessura do comprimido ao longo do tempo. WU é medido em termos de ganho de peso percentual, como dado pela seguinte equação WU = (Wt _ W0) × 100/W0. Na qual, Wt e W0 são os pesos da forma de dosagem no momento t e inicialmente, respectivamente, Além disso, o GRDDS deve ser avaliado quanto ao comportamento de retenção gastrintestinal e de libertação de fármacos.

Métodos para avaliar a gastroretenção in vivo do GRDDS

Ao contrário de outras formulações, a cinética de trânsito do GRDF ao longo do tracto gastrointestinal, e especialmente na determinação do seu GRT, é muito importante. Requer, na maioria dos casos, uma técnica de imagem que possa localizar o GRDF in vivo. Os seguintes métodos têm sido utilizados até agora para avaliar a gastroretentividade.

Ressonância Magnética Ressonância Magnética (MRI)

é uma técnica não invasiva que não está associada à radioactividade e permite a observação da estrutura anatómica total em resolução relativamente alta. A visualização do tracto gastrointestinal por ressonância magnética tem de ser ainda melhorada pela administração de meios de contraste. Para DF sólidos, a incorporação de um composto super paramagnético como o óxido ferroso permite a sua visualização por ressonância magnética. A técnica é segura e permite obter muitas imagens a partir do mesmo assunto.

Radiologia (raio-x)

Nesta técnica, um material radio-opaco tem de ser incorporado no DF, e a sua localização é rastreada por imagens de raios X. A técnica é utilizada para avaliar a gastroretentividade dos GRDFs e a taxa de desintegração dos DFs in vivo, e também para determinar o trânsito esofágico. Embora seja considerada barata e um método simples de utilizar, a sua maior desvantagem é a questão de segurança devido à exposição repetida aos raios X que aumentam o risco para os voluntários.

Scintigrafia

A cintilografia gama depende da administração de um DF contendo uma pequena quantidade de radioisótopo, por exemplo, 152Sm, que é um emissor de raios gama com uma meia-vida relativamente curta. O isótopo tem de ser incorporado no GRDF com antecedência. Depois, pouco tempo antes do estudo, a formulação tem de ser irradiada numa fonte de neutrões que o faz emitir raios g. O raio emitido pode ser imitado usando uma "câmara gama" - uma forma de contador de cintilação, combinado com um computador para processar a imagem, e assim o DF pode ser rastreado no tracto GI. Esta técnica é elegante e proporciona uma avaliação adequada da gastroretentividade em humanos.

Gastroscopia

A gastroscopia é normalmente utilizada para o diagnóstico e monitorização do tracto gastrointestinal. Esta técnica utiliza um sistema de fibra óptica ou vídeo e pode ser facilmente aplicada para a monitorização e localização de GRDFs no estômago. No entanto, é demasiado inconveniente conduzir o procedimento frequentemente na mesma experiência para um sujeito. Em humano, o procedimento pode ser aplicado com ou sem anestesia ligeira enquanto requer anestesia completa.

Hipertensão arterial

Tensão arterial normal inferior a 120/80 Pré-hipertensão 120-139/80-89

Tensão arterial elevada (fase 1) 140-159/90-99

Tensão arterial elevada (fase 2) superior a 160/100

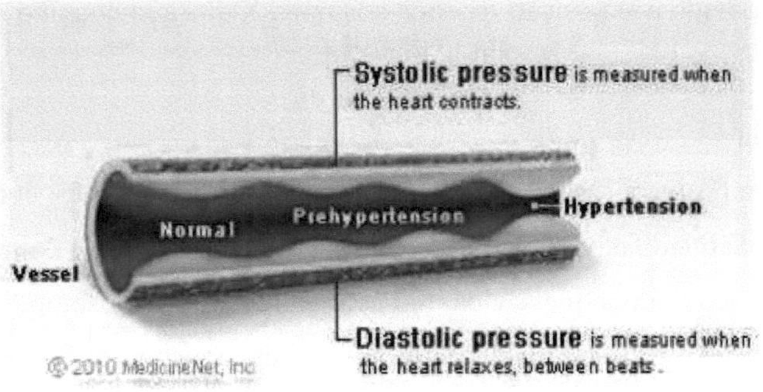

Figura 9: Hipertensão arterial

Drogas Anti-hipertensivas A maioria das drogas anti-hipertensivas pode efectivamente reduzir a tensão arterial ligeiramente elevada, mas a sua utilização está associada a muitos efeitos secundários. Assim, a decisão de utilizar uma droga para controlar a fronteira ou a hipertensão ligeira é tomada com base no benefício: relação de risco.

Classificação de Drogas Anti-hipertensivas

As drogas influenciam a pressão arterial em quatro locais de efeito - arteríolas (vasos de resistência); veias (vasos de capacitância); coração; e os rins - por vários mecanismos diferentes. Podem ser classificados de acordo com o seu local ou modo de acção como se segue:

I. Diuréticos

- Tiazidas e agentes afins (hidroclorotiazida, clortalidona, etc.)
- Diuréticos de laço (frusemida, bumetanida, ácido etílico)
- Diuréticos com partilha de potássio (espironolactona, triamtereno, amilorida)

II.Drogas Simpaticistas

- Agentes de acção central (metildopa, clonidina).
- agentes de bloqueio de ganglionares (trimethaphan).

▶ Agentes bloqueadores dos neurónios adrenérgicos (guanetidina, guanadrel, reserpina).

▶ Bloqueadores Beta-adrenoceptor (metoprolol, atenololol, etc.)

▶ Bloqueadores alfaadrenoceptores (prazosina, terazosina, doxazosina, fenoxibenzamina). (vi) Bloqueadores alfa-+beta (labetalol, escvediol).

III. Vasodilatadores

▶ Arterial (hidralazina, minoxidil, diazoxida)

▶ Arterial e venoso (nitroprussiato)

IV. Bloqueadores de Canal de Cálcio Verapamil, nifedipina, nicardipina, nitendipina.

V. Angiotensina de conversão de inibidores enzimáticos Captopril, enalapril.

VI. Angiotensin II Receptor Blockers Losartan, valsartan.

Bloqueadores de Receptor Anti-hipertensivos Angiotensina II

O agente mais antigo, a saralasina é um análogo de Angiotensina II, e um inibidor competitivo da Angiotensina II em ambos os seus receptores (locais AT1 e AT2). Bloqueia os efeitos libertadores do pressor e da aldosterona de Angiotensina II, e baixa a PA em estados de alta rennina como estenose da artéria renal e isquemia. secreções digestivas do pâncreas e fígado com o conteúdo expelido do estômago. O início do jejuno é marcado por uma curva acentuada, a flexão duodeno jejunal. É no jejuno que ocorre a maior parte da digestão e absorção. A porção final, o íleo, é o segmento mais longo.

Formulação de comprimidos de Atenolol

1. Introdução

A biodisponibilidade oral de muitos medicamentos é limitada pelas suas características físico-químicas desfavoráveis ou pela sua absorção em parte bem definida do tracto gastrointestinal (GIT) referida como "janela de absorção" . A retenção gástrica prolongada melhora a biodisponibilidade, reduz o desperdício de drogas e melhora a solubilidade de drogas menos solúveis num ambiente de pH elevado. Foram investigadas várias abordagens para aumentar a retenção da forma de dosagem oral no estômago, incluindo sistemas flutuantes, sistemas de inchaço e expansão, sistemas bioadesivos, sistemas de formas modificadas, sistemas de alta densidade, e outros dispositivos de esvaziamento gástrico retardado [1].

Atenolol é um antagonista beta (1)-adrenérgico ou mais vulgarmente conhecido como um beta-bloqueador utilizado no tratamento da hipertensão e angina pectoris. O nome químico do atenolol é 4-[2-hidroxi-3-[(1-metil etílico) amino] propoxi] benzeno acetamida. A estrutura molecular do atenolol é a que aparece na figura 1. O atenolol sofre pouco ou nenhum metabolismo hepático de primeira passagem e a sua meia-vida de eliminação é de 6 a 7 horas. Os actuais modos de administração do atenolol são oral e parenteral. É incompletamente absorvido do tracto gastrointestinal e tem uma biodisponibilidade oral de apenas 50%, enquanto que o restante é excretado sem alterações nas fezes. Por conseguinte, é seleccionado como um fármaco adequado para a concepção de um sistema de administração de fármacos flutuantes gastroretentivos (GFDDS), com vista a melhorar a sua biodisponibilidade oral. A hidroxi propilmetilcelulose (HPMC) é um éter hidrofílico de celulose amplamente utilizado como material retardador de libertação. O HPMC liberta o fármaco por mecanismo de difusão. A HCSO pertence à USP-NF tipo 1 que consiste em triglicéridos de ácido hidroxiesteárico amplamente utilizado como lubrificante em pastilhas [3]. No presente estudo, a HCSO foi investigada como material retardador da formação de matriz hidrofóbica, bem como material flutuante. O objectivo do presente estudo foi o de desenvolver um sistema de distribuição de fármacos flutuantes gastroretentivos (GFDDS) de Atenolol e examinar os efeitos de ambos os retardadores hidrofílicos e hidrofóbicos na libertação de fármacos in vitro. No presente estudo, os comprimidos flutuantes Atenolol foram preparados utilizando polímero hidrofílico, HPMC K4M, HPMC K15M, e

HCSO como retardador hidrofóbico, sozinho e em combinação, para estudar a cinética de libertação e descobrir os efeitos tanto dos retardadores como das suas combinações.

2. Materiais e Métodos

2.1. Droga: Atenolol é uma droga anti-hipertensiva. A droga e os excipientes foram obtidos no laboratório farmacêutico do PES College of Pharmacy.

2.2. Excipientes da droga: Estudo de Compatibilidade. Foram efectuados estudos de compatibilidade para conhecer as possíveis interacções entre Atenolol e excipientes utilizados na formulação. As misturas físicas de drogas e excipientes na proporção 1 : 1 foram preparadas para estudar a compatibilidade. Foram efectuados estudos de compatibilidade de polímeros de fármacos utilizando espectroscopia FTIR. Os espectros de IR foram registados entre 500-4000 cm-1.

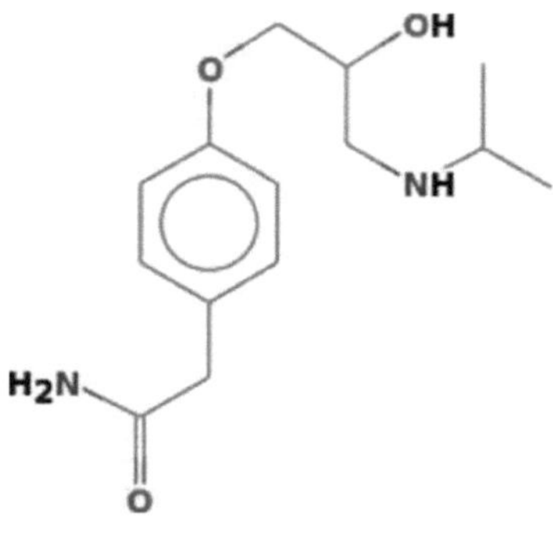

2.3. Preparação de Tabletes: Os comprimidos flutuantes contendo atenolol foram preparados por técnica de compressão directa utilizando concentrações variáveis de retardador (HPMC K4M) com bicarbonato de sódio. Todos os pós foram pesados com precisão e passaram por uma peneira de 40 mesh. Depois, excepto estearato de magnésio, todos os outros ingredientes foram cuidadosamente misturados durante 15 minutos. Após suficiente mistura de droga, bem como de outros componentes, foi adicionado estearato de magnésio, como pós-lubrificante, e a mistura foi ainda misturada durante mais 2-3 minutos. A mistura final foi comprimida em comprimidos com um peso médio de 300 mg utilizando uma única máquina de punção (Rimek, Índia) equipada com um punção redondo de 10 mm. As composições de todas as formulações são dadas na Tabela 1.

Quadro 1: Formulação de comprimidos de Atenolol

Ingredientes	F1	F2	F3	F4	F5
Atenolol	50	50	50	50	50
HPMC K4M	100	125	150	100	100
Sódio bicarbonato	45	45	45	45	40
Avicel	97	72	47	92	102
Ácido cítrico	05	05	05	10	05
Magnésio estearato	03	03	03	03	03

Todas as quantidades estão em mg.

Peso total = 300 mg.

Avaliação das propriedades do Tablet.

Determinação dos Parâmetros de Pré-compressão. Os estudos de pré-formulação, incluindo densidade a granel, densidade batida, relação de Hausner, e ângulo de repouso foram realizados a partir do pó.

Determinação dos parâmetros de pós-compressão. Considere o seguinte

(1) Teste de dureza. O teste de dureza da Monsanto foi utilizado para a determinação da dureza dostablets

(2) Friabilidade. Vinte comprimidos foram pesados com precisão e colocados no friabilizador (Friabilizador Roche) e operados durante 100 rotações. As pastilhas foram despojadas e pesadas de novo. As pastilhas que perdem menos de 1% de peso foram consideradas como conformes. A % de friabilidade foi então calculada por

% de friabilidade = (peso inicial - peso final) peso inicial * 100.

(3) Variação do peso. Vinte pastilhas foram seleccionadas aleatoriamente do lote e pesadas individualmente para verificar a variação de peso.

(4) Conteúdo da droga (Ensaio). Dez comprimidos foram finamente pulverizados; quantidades do pó equivalentes a 50 mg de atenolol foram pesadas com precisão e transferidas para um balão volumétrico de 100 mL. O frasco foi enchido com solução 0,1 N HCl (tampão de pH 1,2) e misturado cuidadosamente. A solução foi composta até ao volume de 100 ml e filtrada. Diluir 1 mL da solução resultante para 100 mL com 0,1 N HCl. A absorvância da solução resultante foi medida a 226 nm utilizando um espectrofotómetro visível Shimadzu UV. A equação de linearidade obtida da curva de calibração foi utilizada para a estimativa do atenolol nas formulações das pastilhas.

(5) Estudos de flutuação in Vitro. Os comprimidos foram colocados num copo de 250 mL, contendo 200 mL de HCl 0,1 N. O tempo necessário para o comprimido subir à superfície e flutuar foi determinado como tempo de flutuação (FLT) e o período de tempo até ao qual o comprimido permaneceu flutuante é determinado como tempo de flutuação total (TFT).

Estudos de Dissolução In Vitro. A dissolução in vitro de todos os lotes foi realizada em HCl 0,1 N como meio de dissolução utilizando o aparelho USP Tipo I (cesto)(TDT-08L, Electrolab) a 50 rpm.

A temperatura foi mantida a 37 ± 0,5o C. A dissolução foi levada a cabo durante 6 horas. As absorvâncias das amostras em diferentes intervalos de tempo foram efectuadas utilizando visiblespectrofotómetro UV (UV 1800, Shimadzu) em ilmax de 226 nm.

Quadro 1: Parâmetros de avaliação pré-compressão

Código de Formulação	Densidade a granel	Tornado em densidade	Índice de Carr	Ângulo de descansar	Hausner relação
F1	0.384	0.5	23.08	23.01	1.13
F2	0.4081	0.5	18.38	27.02	1.22
F3	0.4545	0.52631	13.64	22.29	1.55
F4	0.4166	0.52631	15.56	28.36	1.18
F5	0.4233	0.4825	12.4	28.1	1.14

Quadro 2: Parâmetros de avaliação pós-compressão

F.no	Espessura	Dureza	Peso variação	F%	Conteúdo de drogas
F1	3.36	12	300.45	0.1198	
F2	3.33	10	294.66	0.59	101
F3	3.76	8	310.66	0.58	99.45
F4	3.56	8	302.33	0.17	97.33
F5	3.22333	12	305.33	0.478101	

% Libertação cumulativa de formulações de medicamentos

SL. NÃO	Tempo(hrs)	F3	F4
1	0	0	0
2	1	23.54	24.97
3	2	34.97	35.9
4	3	45.38	46.9
5	4	56.1	57.6
6	5	76.3	77.7
7	6	89.3	90.7

Gráfico

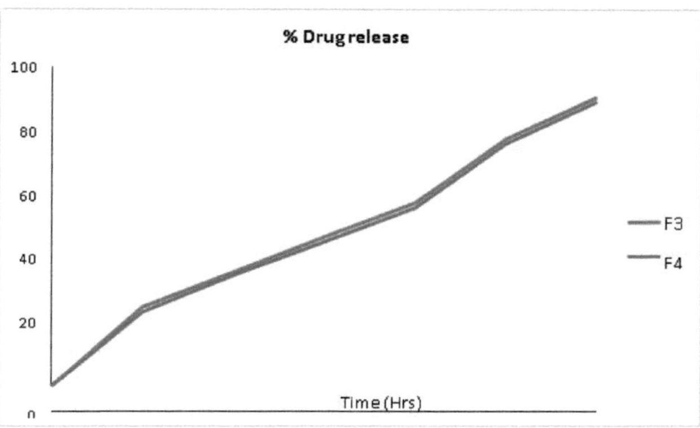

RESULTADOS E DISCUSSÃO

Os parâmetros de pré-formulação como propriedades organolépticas, ângulo de repouso, densidade aparente, densidade roscada, rácio de Hausner, índice de Carr e índice de compressibilidade do medicamento puro foram avaliados e cumpriram a especificação requerida. Os comprimidos de matriz flutuante gastrintestinal de atenolol foram preparados com sucesso com HPMC K4M. como polímero hidrofílico, bicarbonato de sódio e ácido cítrico como agentes geradores de gás. Os lotes formulados foram avaliados quanto a parâmetros físico-químicos, propriedades flutuantes e perfis de dissolução. A partir dos resultados da avaliação, observou-se que as propriedades físicas dos comprimidos como a dureza, variação de peso e friabilidade dos lotes preparados cumpriam as especificações farmacológicas. O conteúdo de fármacos de todos os comprimidos estava na ordem dos 95 - 100%. Os comprimidos contendo HPMC K4M e ácido cítrico (F3 e F4) mostraram resultados satisfatórios com um tempo de flutuação curto (1 minuto e 20 seg) de flutuação total superior a 12 h, % cumulativa de libertação de fármacos (99,33) e libertação controlada de fármacos até 6 h. Assim, concluiu-se que a formulação F3 e F4 foram escolhidas como formulação óptima.

CONCLUSÃO

Os resultados do trabalho acima referido demonstram que a combinação de polímeros hidrofílicos com ácido cítrico foi utilizada com sucesso na formulação dos comprimidos de matriz de libertação sustentada de atenolol. Observa-se que a concentração óptima de polímero com ácido cítrico foi capaz de produzir a formulação desejada que liberta o fármaco completo em doze horas.

BIBLIOGRAFIA

1) Amit, K., Nayak, R.M., Biswarup, D. Gastroretentive drug delivery systems, a review, Asian Journal of Pharmaceutical and Clinical Research 2010; 3 (1): 2-10.

2) Hoffman, A., stepensky, D., Lavy, E., Eyal, S., Klausner, E., Friedman, M., pharmacokinetic and pahrmacodyanamic aspects of gastro retentive dosage forms. Int J Pharm 2004; 277:141-153

3) Goole, J., Vanderbist, F. B., Amighi, K. Desenvolvimento e avaliação de novas formas de dosagem flutuante de levodopa de múltiplas unidades de libertação sustentada. International Journal of Pharmaceutics 2007; 334: 35–41.

4) Kawashima, Y., Niwa, T., Takeuchi, H., Hino, T., Itoh, Y. Microesferas ocas para uso como um sistema de entrega de drogas controlado e flutuante no estômago. J. Pharm. Sci.
1992; 81: 135-140.

5) S. Shahi, A. Sonawane, S. Vanamore, e N. Zadbuke, "Formulation and in vitro characterization of acyclovir floating matrix tablets: a factorial design study", Journal of Applied Pharmaceutical Science, vol. 3, no. 5, p. 65, 2013.

6) A. Yadav e D. Jain, "Formulation development and characterization of gastroretentive floating beads", Asian Journal of Pharmacy and Medical Science,vol. 2, no. 1, pp. 1-10, 2012.

7) B. S. Sudha, B. K. Sridhar, e A. Srinatha, "Modulation of tramadol release from a hydrophobic matrix: implications of formulations and processing variables," AAPS PharmSciTech, vol. 11, no. 1, pp. 433-440, 2010.

8) V. T. Yadav, B. D. Jayswal, K. N. Patel, B. A. Patel, e P. A. Patel, "Formulation and evaluation of floating tablet of amoxicillin trihydrate," International Journal For Pharmaceutical Research Scholars, vol. 1, no. 2, pp. 307-309, 2012.

9) J. Padmavathy, D. Saravanan, e D. Rajesh, "Formulation and evaluation of Ofloxacin floating tablets using HPMC", International Journal of Pharmacy and Pharmaceutical Sciences, vol. 3, no. 1, pp. 170-173, 2011.

10) B. Brahmaiah, G. P. Bhagath, e M. Gudipati, "Formulation and evaluation of Gastro-retentive floating drug delivery system of metoprolol tartarate", InternationalJournal of Life Sciences Biotechnology and Pharma Research, vol. 2, no. 1, pp. 183-197, 2013.

11) N. Singh, A. Bose, R. Mishra, V. Jain, S. Dhakar, e D. Bharati, "Development and evaluation of gastroretentive floating drug delivery system for tizanidine hydrochloride and its in-vivo gamma-scintigraphic studies using tc-99m tracer," Asian Journal of Pharmaceutical and Clinical Research, vol. 5, no. 3, p. 57,2012.

12) M. Varma e S. Vijaya, "Development and evaluation of gastroretentive floatingdrug delivery system of atenolol", International Journal of Pharmaceutical and Chemical Sciences, vol. 1, no. 2, p. 869, 2012.

13) G. Eswer e M. Saritha, "Formulação e avaliação de comprimidos flutuantes de atenolol usando diferentes polímeros: guargum, alginato de sódio, Hpmc100cps e Carbopol940," International Journal of Pharmaceutical & Biological Archives, vol.2, no. 4, p. 1148, 2011. [12] S. Singh, K. Prajapati, A. K. Pathak, e A. Mishra, "Formula.

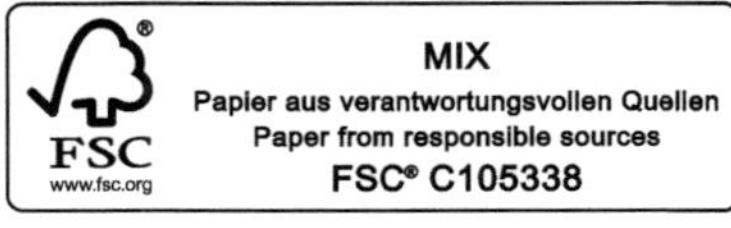

Printed by Books on Demand GmbH, Norderstedt / Germany